BEI GRIN MACHT SICH IHR WISSEN BEZAHLT

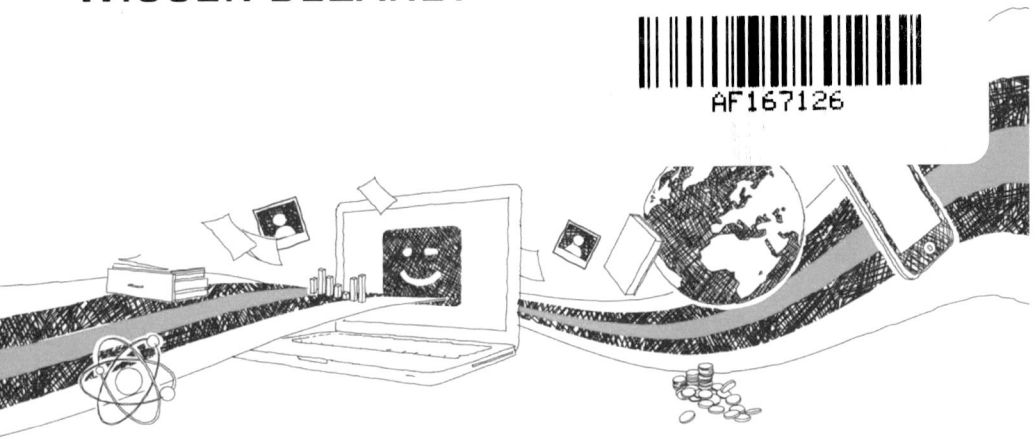

AF167126

- Wir veröffentlichen Ihre Hausarbeit, Bachelor- und Masterarbeit

- Ihr eigenes eBook und Buch - weltweit in allen wichtigen Shops

- Verdienen Sie an jedem Verkauf

Jetzt bei www.GRIN.com hochladen und kostenlos publizieren

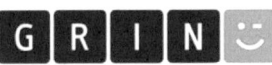

Bibliografische Information der Deutschen Nationalbibliothek:

Die Deutsche Bibliothek verzeichnet diese Publikation in der Deutschen National-
bibliografie; detaillierte bibliografische Daten sind im Internet über http://dnb.d-
nb.de/ abrufbar.

Dieses Werk sowie alle darin enthaltenen einzelnen Beiträge und Abbildungen
sind urheberrechtlich geschützt. Jede Verwertung, die nicht ausdrücklich vom
Urheberrechtsschutz zugelassen ist, bedarf der vorherigen Zustimmung des Verla-
ges. Das gilt insbesondere für Vervielfältigungen, Bearbeitungen, Übersetzungen,
Mikroverfilmungen, Auswertungen durch Datenbanken und für die Einspeicherung
und Verarbeitung in elektronische Systeme. Alle Rechte, auch die des auszugsweisen
Nachdrucks, der fotomechanischen Wiedergabe (einschließlich Mikrokopie) sowie
der Auswertung durch Datenbanken oder ähnliche Einrichtungen, vorbehalten.

Impressum:

Copyright © 2018 GRIN Verlag
Druck und Bindung: Books on Demand GmbH, Norderstedt Germany
ISBN: 9783346250285

Dieses Buch bei GRIN:

https://www.grin.com/document/931615

Christian Brödner

Mundpflege-Produktsystem oder herkömmliche Mundpflegemaßnahmen? Ein Vergleich bei Intensivpatienten mit kontinuierlicher nichtinvasiver Beatmung

GRIN Verlag

GRIN - Your knowledge has value

Der GRIN Verlag publiziert seit 1998 wissenschaftliche Arbeiten von Studenten, Hochschullehrern und anderen Akademikern als eBook und gedrucktes Buch. Die Verlagswebsite www.grin.com ist die ideale Plattform zur Veröffentlichung von Hausarbeiten, Abschlussarbeiten, wissenschaftlichen Aufsätzen, Dissertationen und Fachbüchern.

Besuchen Sie uns im Internet:

http://www.grin.com/

http://www.facebook.com/grincom

http://www.twitter.com/grin_com

Welche Vorteile hat ein Mundpflege-Produktsystem gegenüber herkömmlichen Mundpflegemaßnahmen bei Intensivpatienten mit kontinuierlicher NIV-Therapie?

Hausarbeit von Christian Brödner

Abgabetermin 15.10.2018

Inhaltsverzeichnis

Tabellenverzeichnis

1 Einleitung

Definition von Mundgesundheit:

„Mundgesundheit ist ein wichtiger Bestandteil der allgemeinen Gesundheit und bezieht sich auf die uneingeschränkte Funktionalität und Entzündungs- bzw. Beschwerdefreiheit aller Organe der Mundhöhle, d.h. der Zähne, des Zahnhalteapparates (Verankerung des Zahnes im Kieferknochen und Zahnfleisch), der Schleimhäute, der Zunge, der Kiefergelenke und der Speicheldrüsen. Sie wird als »Fähigkeit, ein breites Spektrum an Nahrungsmitteln zu kauen und zu essen, deutlich zu sprechen, ein sozial akzeptables Lächeln, sowie ein entsprechendes dentofaziales Profil (Gesicht und Zähne betreffend) zu besitzen, sich im Mundbereich wohl zu fühlen, frei von Schmerzen zu sein und einen frischen Atem zu haben« umschrieben."(Sheiham & Spencer 1997, S.39-54, zit. n. Robert Koch-Institut 2009, S. 8-9)

In der Pflege von Intensivpatienten heißt es laut Striebel (2017, S. 449-450) zum Thema Mundpflege, dass neben der Entfernung von Sekreten und Zahnbelägen vor allem die Infektionsprophylaxe im Mund- und Rachenraum im Vordergrund der Pflege stehen muss. Die Mundpflege sollte mindestens einmal pro Schicht durchgeführt werden. Dabei muss großer Wert auf eine sorgfältige Durchführung gelegt werden und eine regelmäßige Inspektion der Mundhöhle mit Spatel und Taschenlampe erfolgen.

Laut Angaben des Medizinischen Controlling (MKH - Stand September 2018) wurden alleine im Jahr 2017 auf der Intensivstation des MKH 54 Patienten und im laufenden Jahr 2018 bisher 25 Patienten mit einer nicht-invasiven Beatmung (NIV) therapiert. Im Durchschnitt lag im Jahr 2017 pro Woche ein NIV-Patient auf der Intensivstation.

Diese Patienten bedürfen, begründet in ihrer kontinuierlichen Beatmungstherapie, in meist kurzen Zeitfenstern ohne Maskenbeatmung einer effektiven und schnell anwendbaren Mundpflege. Denn im gleichen Zeitraum werden außer der Mundpflege auch weitere Pflegemaßnahmen, wie die Versorgung mit Nahrung, Reinigung des Gesichts oder Verbandwechsel bei Gesichtsverletzungen durchgeführt. Nicht zuletzt nutzen die Patienten die kurzen Beatmungspausen zum Kommunizieren. (vgl. Striebel 2014)

Hier liegt die Herausforderung für die Pflegekräfte: Sie müssen in kurzen Zeitfenstern den Status des Mundraums ermitteln und ohne großen Zeitaufwand eine effektive Mundpflege durchführen. (vgl. Striebel 2014)

Seit Ende 2017 ist dafür ein neues Mundpflege-Produktsystem auf der Intensivstation etabliert worden. Es soll die Mundpflegeprodukte der Intensivstation ergänzen und im Verlauf ablösen.

Der aktuelle Mundpflegestandard des MKH (Stand 2015) ist nicht als Pflegestandard vertreten, sondern wird aktuell nur im Hygieneplan geführt. Nach einer offenen Befragung unter dem Intensivpersonal am MKH gaben bei der Frage: „Ist Ihnen der hausinterne Mundpflegestandard bekannt?" von 19 Befragten zehn Befragte die Antwort „Nein".

Daraus ergibt sich das Problem, dass bei der Mundpflege auf der Intensivstation keine einheitlichen Maßnahmen getroffen werden. Jede Pflegekraft wendet ihr eigenes Verständnis von Mundpflege an.

Dies wurde zum Anlass genommen, in einer Studie die im Hygieneplan des MKH festgelegten Standardmaterialien mit dem neuen Mundpflegesystem vergleichend bei NIV-Patienten einzusetzen und anhand der Ergebnisse Schlüsse zu ziehen, in wie weit eine Aufnahme in den Mundpflegestandard des MKH sinvoll ist.

2 Hauptteil

2.1 Was ist NIV?

Als nicht-invasive Beatmung (im weiteren Verlauf NIV genannt) bezeichnet man die Beatmung eines respiratorisch oder ventilatorisch insuffizienten Patienten unter Umgehung eines endotrachealen Tubus mit Hilfe von druckdichten Masken und anderen Interfaces (Beatmungszugängen). (vgl. Köhnlein & Welte, 2005, S.49)

Indikationen für die nicht invasive Beatmung sind klassicherweise das respiratorisch hypoxämische Versagen bei Pneumonie, das kardiale Lungenödem, das ventilatorische Versagen bei COPD mit Hyperkapnie, neuromuskuläre Erkrankungen wie Morbus Duchenne, amyotrophische Lateralsklerose (ALS), Postpoliomyelitissyndrom sowie mechanische Störungen der Atemexkursion wie schwere Kyphoskoliosen. (vgl. Köhnlein & Welte, 2005, S. 49)

Ein weiteres großes Einsatzgebiet der NIV liegt im Bereich des Weanings nach invasiver Beatmung. Hier stellt die NIV-Therapie, gerade bei dem prolongierten Weaning von COPD-Patienten eine effiziente Therapieoption bei der Entwöhnung von der Beatmung dar und wird häufig zur Prophylaxe einer akuten respiratorischen Insuffizienz eingesetzt. (vgl. Westhoff et al., 2015, S. 29-34)

2.2 Anatomie der Mundhöhle und krankhafte Veränderungen

Im Folgenden wird auf die anatomischen Bereiche eingegangen, die für die Mundpflege und Mundhygiene relevant sind, sowie auf die häufigsten Erkrankungen im Bereich des Mundraumes.

Lippen (Labia oris): Die Lippen sind der Eingang zum Mundraum und somit auch zum Verdauungstrakt.Sie werden von einer zarten Eigenhaut bedeckt. Diese ermöglicht eine hohe Sensibilität. (vgl. Gottschalck, 2007, S.15)

Mundhöhle (Cavum oris): Die Mundhöhle ist vollständig mit Schleimhaut (Mukosa) be-deckt. Ihre Begrenzung liegt bei den Zähnen und Zahnfleisch sowie dem harten und wei-chen Gaumen und der Mundbodenmuskulatur. Die Mukosa besteht aus einem mehr-schichtigen Plattenepithel mit zahlreichen schleimabsondernden Drüsen. Bei gesunden Menschen ist die Mukosa feucht und rosa. Ihre Funktion ist die Sekretion von Schleim, Speichel zum Feucht halten der Mundhöhle und um Nahrung gleitfähig zu machen sowie die Produktion von Enzymen, die den Verdauungsprozess einleiten. Zudem dient die Schleimhaut als Schutzbarriere gegen das Eindringen von Fremdkörpern und Mikroorga-nismen. (vgl. Gottschalck, 2007, S. 15-19)

Zunge (Lingua): Die Zunge ist ein mit einer Vielzahl an sensiblen Nervenfasern versorgter, hochbeweglicher Muskel. Sie unterstützt den Nahrungstransport und dient zusammen mit dem Gaumen der Geschmackswahrnehmung.auf dem Zungenrücken befinden sich die Geschmacksknospen, die in Papillen eingelassen sind. Diese ermöglichen dass Un-terscheiden der Geschmacksqualität in süß.im Zusammenspiel mit den Lippen dient sie auf Grund ihrer ausgeprägten Sensibilität und hohen Beweglichkeit der Phonation und ist somit ein entscheidender Bestandteil der verbalen Kommunikation. Die Oberseite der Zunge hat im Vergleich zur glatten Unterseit, eine raue Oberseite, die das Bewegen und Zerkleinern von fester Nahrung unterstützt. (vgl. Gottschalck 2007, S. 15-19)

Gebiss: Das Gebiss wird benötigt um Nahrung abzubeißen und zu zerkauen. Weiterhin ist es wichtig für die verbale Ausdrucksfähigkeit und wirkt beeinflussend auf unseren Ge-sichtsausdruck. Es besteht beim gesunden Erwachsenen aus 32 Zähnen, die sich wiede-rum von außen nach innen aus dem Zahnschmelz (Substanzia adamantina), dem Zahn-bein (Dentin), dem Zahnzement (Cementum) und dem Zahnmark (Pulpa) zusammenset-zen. Im Zahnmark, umgangssprachlich auch Zahnnerv genannt, befindet sich ein Netz aus Nerven und Blutgefäßen. Feine Ausläufer der Pulpa durchziehen auch das Dentin und reichen bis in den Zahnschmelz. Sie dienen der Empfindung von heiß oder kalt sowie süß oder sauer. Die von Zahnfleisch unbedeckte Fläche des Zahns, das Zahnbein, ist der größte Teil des Zahns und ist von Zahnschmelz überzogen. Zahnschmelz, der hauptsäch-lich aus Mineralien besteht, ist die härteste Substanz im menschlichen Körper. Die Zahn-wurzeln sind von Zahnfleisch umgeben und mit dem Kieferknochen durch die sogenannte Wurzelhaut elastisch verbunden.(vgl. Gottschalck 2007, S. 15-19)

Speicheldrüsen: Die drei großen paarig angelegten Speicheldrüsen des Menschen sind unterteilt in ihre Lage: die Ohrspeicheldrüse (Glandula parotidea, Parotis), die Unterzun-genspeicheldrüse (Glandula sublingualis) und die Unterkieferspeicheldrüse (Glandula submandibularis). Zudem verfügt die Mundschleimhaut über eine Vielzahl kleiner Spei-cheldrüsen. Die Aufgaben von Speichel sind sehr vielfältig. So hat Speichel durch Bildung eines Schleimfilms als Schutz auf der Zahnoberfläche, durch? Remineralisation des Zahnschmelzes, durch Wiedereinlagerung von Mineralien und durch die Stabilisierung des pH-Wertes eine antikariogene Wirkung. Speichel dient weiterhin als Gleitmittel für Nahrung im Kau- und Schluckakt, durch Vorverdauung mittels Amylase der Spaltung von Kohlenhydraten und wirkt sich unterstützend auf die Geschmackswahrnehmung aus. Eine weitere wichtige Funktion des Speichels ist das Befeuchten der Mundschleimhaut, um die

4

Phonation von Lauten und die Sprachbildung zu unterstützen. (vgl. Gottschalck 2007, S. 15-19)

Es folgt eine Auflistung der häufigsten Erkrankungen des Mundraums, welche durch mangelhafte und unzureichende Mundpflege ausgelöst oder begünstigt werden können. (vgl. Gottschalck 2007 S. 113-148)

Plaque,Zahnstein und Karies :

Symptome: Klebriger Belag auf der Zahnoberfläche, gefolgt von Verhärtungen am Zahnschmelz, insbesondere an den Innenflächen der unteren Schneidezähne, bis hin zu Zahnfäule und Lochbildung im Zahnschmelz.

Ursachen: Hauptsächlich hervorgerufen durch Bakterien, Nahrungsreste und Schleimhautzellen.Verkalkung und Verhärtung von länger bestehender Plaque durch eingelagerte Mineralien. Durch Bakterien in der Plaque sowie durch Mikroorganismen in der Mundhöhle, die durch die Verwertung von Kohlenhydraten Säuren bilden, die den Zahnschmelz demineralisieren und Löcher bilden

Gingivitis (Entzündung des Zahnfleisches) / Parodontitis (Entzündung des Zahnhalteapparates):

Symptome: Schmerzen im Zahnfleisch, Schwellung, Rötung, Blutungsneigung beim Beissen, im Verlauf Lockern von Zähnen bis Zahnverlust und Mundgeruch, Taschenbildung im Zahnfleisch.

Ursachen: Auf Grund der Vermehrung von Bakterien kommt es bei mangelnder Mundhygiene zu einer Zunahme der bakteriellen Stoffwechselprodukte und damit verbunden zu Entzündungen am Zahnfleisch. Diese führen im Verlauf zu Zahnverlust.

Stomatitis (Entzündung der Mundschleimhaut):

Symptome: Es treten die klassischen Entzündungszeichen auf: Rötung, Schwellung, Überwärmung, Schmerzen und eingeschränkte Funktion. Leichte Erosionen, aber auch Ulzerationen sind möglich. Nahrungsaufnahme, Trinken und Sprechen sind beeinträchtigt und schmerzhaft.

Ursachen: Verschiedene Faktoren sind Grund einer Stomatitis: Vermindertes Immunsystem bei Erkrankungen. Mangelhafte Mundhygiene. Allgemein- und Ernährungszustand. Dehydration. Leber- und Nierenerkrankungen. Chemotherapie.

Akute Entzündung einer Speicheldrüse (akute Sialadenitis):

Symptome: Die Sekretproduktion der betroffenen Speicheldrüse und damit die Speichelabgabe in die Mundhöhle ist vermindert. Schwellung der Speicheldrüse und Druckempfindlichkeit, vor allem beim Kauen und Sprechen. Fieber ist möglich. Bei Manipulation der Drüse kann Eiter fließen.

Ursachen: Verminderter Speichelfluss als Folge von Nebenwirkungen von Medikamenten, Flüssigkeitsmangel, verminderter Kautätigkeit bei Sedierung oder parenteraler Ernährung führt zu einer erhöhten Besiedelung der Drüse mit Krankheitserregern. Auch eine erhöhte Anzahl pathogener Erreger in der Mundhöhle kann Auslöser sein. Gründe dafür sind mangelnde Mundhygiene, defektes Immunsystem bei Erkrankungen und Verengungen der Drüsengänge. Die Entzündung kann ausgelöst werden durch einen Verschluss der Drüsengänge durch einen Speichelstein (meist Unterkieferspeicheldrüse).

Mundtrockenheit / Xerostomie:

Symptome: Verminderter bis fehlender Speichelfluss

Ursache: Chirurgische Eingriffe an den Speicheldrüsen sowie Medikamenteneinnahme, aber auch Flüssigkeitsmangel und verminderte Kautätigkeit können Ursache einer Xerostomie sein. Sie kann auch als Begleiterscheinung bei verschiedenen Erkrankungen auftreten.

Mundgeruch (Foetor ex ore / Halitosis):

Symptome: Man unterscheidet Mundgeruch in zwei Formen: Der Foetor ex ore als Mundgeruch, der im Mundbereich entsteht und meist als ein übler Geruch wahrzunehmen ist und die Halitosis, das Abatmen von Geruchsstoffen aus dem Magen oder den Atemwegen.

Ursache: In einer Studie fanden Lang & Filippi (2005, S. 50-56) heraus, dass Mundgeruch(Foetor ex ore) bei 85-90 % der Fälle auf Zersetzungsprozesse von organischem Material in der Mundhöhle zurück zu führen ist.Gründe dafür sind durch mangelnde Mundhygiene begünstigte Lebensumstände für Bakterien und Mikroorganismen und damit verbundene starke Plaquebildung. Aber auch Wunden und Abszesse in der Mundhöhle oder auch starke Zungenbeläge können Mundgeruch hervorrufen. Bei der Halitosis dagegen liegt der Ursprung sehr häufig bei Geruchsstoffen, die mit der Nahrung aufgenommen wurden (z.B. Knoblauch oder Zwiebeln) oder im Abatmen von Ketonkörpern in der Fastenzeit oder bei anhaltender Nahrungskarenz. Weiterhin können Erkrankungen der Atemwege oder des Verdauungstrakts , insbesondere der Speiseröhre und des Magens, Grund für Halitosis sein.

Candidiasis / Soor:

Symptome: Es treten grau-weiße Beläge auf der Zunge und der Mundschleimhaut auf, welche sich in den meisten Fällen problemlos abwischen lassen. Durch beeinträchtigte

Geschmacksempfindung leiden die meisten Patienten auch unter einer Appetitlosigkeit. Der Verlauf ist meist schmerzfrei, solange noch keine Entzündung mit vorliegt.

Ursachen: Eine Pilzinfektion durch Candida Albicans , einem Hefepilz. Durch Störungen des ökologischen Gleichgewichts auf der Mundschleimhaut kann sich der in der gesunden Mund- und Darmflora vorhandene Pilz ausbreiten und es kommt zu einer Pilzinfektion. Gründe dafür können neben mangelnder Mundhygiene, Immunsupression durch Erkrankung (z.B. HIV, Leukämie) oder Tumortherapie sein. Auch schlechte Zahnprothesenpflege unterstützt das Wachstum von Pilzen. Zwischen der Prothese und der Mundschleimhaut kann sich durch mangelnde Reinigung ein wachstumsförderndes Milieu bilden. Zudem kann Candida Albicans sehr gut an dem Prothesenmaterial anhaften.

2.3 Herkömmliche Mundpflegemaßnahmen nach Mundpflegestandard MKH

Nach dem aktuellen Stand des Mundpflegestandards am MKH (Stand 2015) gehören zu den herkömmlichen Mundpflegemaßnahmen:

- (Einweg-)-Zahnbürste, -becher und –pasta,

- Nierenschale

- Handtuch und Waschlappen

- evtl. Prothesenbehälter

- Klemme und Pflaumtupfer oder Wattestäbchen

- Salvyathymollösung

- Abwurfschale

- Produkte für die Lippenpflege,Bepanthen Nasen und Lippensalbe

- Produkte zur Mundbefeuchtung: Lemonsticks, Aldiamed Gel

2.4 Mundpflege-Produktsysteme

Als Neuerung in der Mundpflege wurde auf der Intensivstation des MKH Ende 2017 ein biokompatibles Mundpflegeproduktsystem namens „Jack Pro®" eingeführt.

Es besteht aus zwei unterschiedlichen Komponenten, die jeweils mit Mundpflegestäbchen aufgetragen werden:

Gel plus: Ein klares Gel mit Dreifach-Wirksystem, dass die Zahnoberfläche vor Erosionen schützt sowie die Mundschleimhaut in allen Bereichen der Mundhöhle vor Austrocknung und Borkenbildung bewahren soll?. Weiterhin hilft es auch als Wundschutz bei Schleim-

hautverletzungen und wirkt unterstützend bei der Epithelisierung verletzter Schleimhaut-
areale. Als vollwertiges Zahnpflegegel mit Fluoridgehalt eignet es sich zur täglichen Reinigung von Zahnfleisch, Zähnen und Prothesen. Auf Grund der geringen Schaumbildung
wird die Aspirationsgefahr reduziert. Es hilft dank seiner Konsistenz bei der Therapie der
Xerostomie. Da es schleifmittelfrei ist, wird Plaque schonend von den Zähnen entfernt.
Für die Mundpflege sowie die Befeuchtung werden nur kleine, etwa erbsengroße Mengen
(ca. 2-5 ml) benötigt und auf ein Schaumstoff-Mundpflegestäbchen aufgebracht. (vgl.
ELISCHA 2018)

Spülung plus: Besteht aus einer blauen Flüssigkeit, die eine reinigende und keimredu-
zierende bakteriostatische Wirkung mit Remanenzeffekt bis 60 Minuten hat (vgl. Göhring
et al. 2014). Sie wird nach der Reinigung mit dem Gel über ein Mundpflegestäbchen im
ganzen Mund verteilt und verbleibt nach Applikation in der Mundhöhle. (vgl. ELISCHA
2018)

2.5 Aktueller Forschungsstand

Vergleichende Anwendungsstudien zwischen den Produkten lassen sich zum aktuellen
Stand noch nicht ermitteln, dies wird mit der erst kurzen Einführung von Jack Pro® auf
den Markt begründet. Bisher können nur die im Verhältnis zu den aktuellen Mundpflegeprodukten günstigeren Kosten, der damit verbundene geringere Materialverbrauch und
die einfache, schnelle und dabei effektive Anwendung mit lang anhaltendem bakteriostati-
schem Effekt (vgl.Göhring et al. 2014) am Patienten angegeben werden.

2.6 Methodik

Für die randomisierte kontrollierte Studie wurden in einem Zeitraum von sieben Tagen
vier Patienten mit kontinuierlicher NIV-Therapie ausgesucht und in zwei Gruppen aufge-
teilt. Da es in dieser Studie ausschließlich um Effekte und Unterschiede der Mundpflege
mit bestimmten Mundpflegeprodukten unter nicht-invasiver Beatmung ging, wurden die
Grunderkrankungen bei der Auswahl vernachlässigt. Das Kriterium NIV-Therapie stand
als Alleinmerkmal im Fokus der Patientenauswahl, die Mundpflegeprodukte wurden zufäl-
lig auf die beiden Gruppen verteilt.

Zum Zwecke des Datenschutzes wurden die Patienten während der Studienanalyse in
Gruppe A mit Patient 1 und Patient 2 und in Gruppe B mit Patient 1 und Patient 2 be-
nannt. Wobei Gruppe A eine Behandlung mit dem neuen Produktsystem Jack Pro® be-
kam und die Kontrollgruppe Gruppe B mit Mundpflegeprodukten nach Krankenhausstan-
dard behandelt wurde.

Als Checkliste für die Datenerhebung wurde der Oral Assessment Guide (OAG) nach Eilers (vgl. Gottschalck 2007, S. 79) zur Protokollierung der Mundpflege und Veränderun-
gen im Mundraum der in die Studie einbezogenen Patienten ausgewählt. Der OAG ist
primär für die Onkologie entwickelt wurden, wurde aber wegen seiner sehr ausführlichen
Kriterien und da es nach aktuellem Stand keine speziell für die Intensivpflege empfohle-
nen Assessment-Instrumente zur Ermittlung des oralen Status gibt, für diese Studie ausgewählt. Zudem sollte auch die benötigte Zeit für die Anwendung notiert werden.

Mit den für den Zeitraum der Studie für die Patientengruppe im Frühdienst verantwortlichen Pflegekräften wurde im Vorfeld das Vorgehen besprochen: Es wurde vereinbart, die ausgesuchten Patienten nur mit den für die Gruppe ausgewählten Mundpflegeprodukten zu pflegen.

Die Dokumentationsintervalle durch die Pflegekräfte wurden für den 1., 3. und 7. Tag der Studie festgelegt.

2.7 Ergebnisdarstellung der Forschungsstudie

Nach der Auswertung der Assessment-Bögen wurde folgendes Ergebniss festgestellt:

Die Patientinnen und Patienten, die über eine Woche mit dem Mundpflegeproduktsystem behandelt wurden, wiesen eine signifikante Verbesserung des Mundpflegestatus auf. Die mit dem Oral Assessment Guide gemessenen Punkte waren bei dieser Patientengruppe rückläufig.

Dagegen waren die in der Kontrollgruppe gemessenen Punkte in einem Fall nur leicht von 17 auf 13 Punkte gefallen und im anderen Fall sogar von 13 Punkten am 1. Tag auf 18 Punkte am 7. Tag angestiegen.

Tabelle 1 Ergebnis Patientenstudie

Gruppe A / Patient 1	Beobachtungstag	Punktzahl:	Zeit in Min.
	Tag 1	12	6
	Tag 3	11	6
	Tag 7	9	5
Gruppe A / Patient 2	Beobachtungstag	Punktzahl:	Zeit in Min.
	Tag 1	22	4
	Tag 3	17	6
	Tag 7	11	5
Gruppe B / Patient 1	Beobachtungstag	Punktzahl:	Zeit in Min.
	Tag 1	17	14
	Tag 3	17	13
	Tag 7	13	13
Gruppe B / Patient 2	Beobachtungstag	Punktzahl:	Zeit in Min.
	Tag 1	13	10
	Tag 3	16	12
	Tag 7	18	10

2.8 Diskussionsteil

Aus der vorliegenden Studie geht hervor, dass die Mundpflege mit sogenannten Mundpflege Produktsystemen deutlich zeitsparender und zur Pflege der Mundhöhle und des
Mundraums,effektiver ist. Auch die Krankheitsprophylaxe und Wundpflege gestaltet sich
effektiver als herkömmliche Mundpflegemaßnahmen, wie sie im Mundpflegestandard
(MKH 2015) oder auch in der aktuellen Literatur wie bei Striebel (2015) zu finden sind.
Zudem ist der Materialumfang am Patientenbett durch Mundpflegesysteme geringer, da
nur wenige Materialien benötigt werden, wo vorher ein ganzes Portfolio an Artikeln benötigt wurde. Dieser Punkt wirkt sich wiederum auch positiv auf die Hygiene in Patientennä-
he aus,auch aus ökologischer Sicht ist dies positiv zu bemerken, da weniger Abfall entsteht.. Hinzu kommt die Zeitersparnis, die Patienten in ihren meist kurzen Beatmungspausen zu Gute kommt (Striebel 2014). In der Praxis führt ein Mundpflege-Produktsystem
auch dazu, dass Handgriffe zur Mundpflege vereinfacht und schneller von Pflegenden
erlernt und durchgeführt werden können. Würde man diese Studie auf einer anderen Intensivstation unter ähnlichen Voraussetzungen wiederholen, würde man zu ähnlichen
Ergebnissen kommen. Eine gute Reliabilität der Studie ist somit gegeben.

3 Fazit

Es kann festgehalten werden, dass ein Mundpflege Produktsystem gegenüber herkömmlichen Mundpflegemaßnahmen eindeutig Vorteile hat. Die Anwendung ist erwiesen zeitsparender. Dieser Faktor hilft unterstützend in der NIV-Therapie in den teilweise kurzen
Beatmungspausen, die Zeit für Mundpflege zu verkürzen und dabei trotzdem das Wohlbe-
finden der Patientinnen und Patienten zu verbessern. Auch Pflegende profitieren von einer schnelleren und sicheren Mundpflege, um Pflegeprozesse und Abläufe zeitlich besser
gestalten zu können und die allgemein kostbare Zeit am Patientenbett besser zu organi-
sieren und zu nutzen. Ein weiterer wichtiger Faktor, der bestätigt wurde, ist die Tatsache,
dass das getestete Mundpflege-Produktsystem sich eindeutig positiv auf die Mundgesundheit auswirkt. Somit ist eine gute Prophylaxe gegen Erkrankungen und Defekte der
Mundhöhle gewährleistet. Auch die Patientengefährdung wird verringert, da im Vergleich
zu schäumender Zahnpasta, die bei Aspirationsgefahr abgesaugt werden muss, das getestete Mundpflege-Produktsystem keinen Schaum erzeugt und somit die Aspirationsgefahr entschieden verringert wird. Außer Acht wurde in dieser Studie das subjektive Emp-
finden der Erkrankten bei der Mundpflege gelassen, dies zu erfassen hätte die Vorgaben
zur Größe der Studie gesprengt. Auch der Kostenfaktor, der eine wichtige Rolle bei der
Beschaffung jeglicher Materialien im Krankenhaus spielt, wurde in dieser Studie ausge-
lassen. Diese Punkte müssten bei weiterführenden Studien zum Thema mit behandelt,
konnten aber im Rahmen einer Hausarbeit nicht weiter erörtert werden.

4 Literaturverzeichnis

ELISCHA Medical GmbH (2018): Experten Lösung Oral Hygiene Concept®. Produktinformation. Halberstadt, o.J.,o.S.. Online unter: http://www.oralhygieneconcept.com/#1 [Abruf am 05.09.2018, 15:00 Uhr]

Gottschalck, T. (2007): Mundhygiene und spezielle Mundpflege. Bern: Verlag Hans Huber, Hogrefe AG (1.Auflage)

Göhring, J. et al. (2014): Beeinflussung der Mundhöhlenflora durch Mundspülung mit dem Kosmetikum Jack Pro Spülung plus, geprüft in einer monozentrischen kontrollierten randomisierten verblindeten Cross-Over-Vergleichsstudie. In: GMS Hygiene and Infection Control (2014) der Deutschen Gesellschaft für Krankenhaushygiene Greifswald, online unter: https://onedrive.live.com/pdf?cid=8E9CFD30FA93FEC0&authKey=%21AKtd7UM-TV5_Rx0&resid=8E9CFD30FA93FEC0%211752&ithint=%2Epdf&open=1&serve=1[Abruf am 05.10.2018, 18:14]

Hehemann, H. (1997): Was ist Mundpflege bei onkologischen Patienten? In: Pflege , Heft 10, o.J., S.199-205

Marienkrankenhaus Kassel gGmbH (2015): Mundpflege. In: Hygieneplan. Revision 2, S. 20

Marienkrankenhaus Kassel gGmbH (2018): Medizinisches Controlling. Fallzahlen zur NIV-Therapie auf der Intensivstation MKH 2017-2018.

Köhnlein, T. & Welte, T. (2005): Nicht invasive Beatmung. In: Der Pneumologe, 2.Jg., Heft 1, S. 49-62.

Lang, B. & Filippi, A. (2005): Halitosis Teil I :Epidemiologie und Entstehung. In: Zahnärztliche Mitteilungen online der Kassenzahnärztlichen Bundesvereinigung (KZBV) in Köln, 2005, Heft 4, S. 50-56. Online unter: https://www.zm-online.de/archiv/2005/04/zahnmedizin/halitosis-1/ [Abruf am 05.09.2018, 12:55]

Robert Koch-Institut (Hrsg.) (2013): Bundesgesundheitsblatt (2013): Bekanntmachung: Prävention der nosokomialen beatmungsassoziierten Pneumonie Empfehlung der Kommission für Krankenhaushygiene und Infektionsprävention (KRINKO) beim Robert Koch-Institut Berlin https://www.rki.de/DE/Content/Infekt/Krankenhaushygiene/Kommission/Downloads/Pneu mo_Rili.pdf?__blob=publicationFile [Abfrage am 04.09.2018, 11:30 Uhr]

Sheiham, A. & Spencer, J. (1997): Health needs assessment . In:Pine, C. (Hrsg.) (1997): Community Oral Health .Oxford: Wright (10. Auflage), S. 39-54 In: Robert Koch-Institut & Statistisches Bundesamt (2009): Mundgesundheit. In : Mundgesundheit, Gesundheitsberichterstattung des Bundes, Heft 47, S. 8-9, o.J., online unter : https://edoc.rki.de/bitstream/handle/176904/3144/24KQORpYTXo.pdf?sequence=1&isAllo wed=y [Abruf am 05.09.2018, 13:31]

Striebel, H. (2017): Anästhesie Intensivmedizin Notfallmedizin. Für Studium und Ausbildung. Stuttgart: Schattauer Verlag GmbH (9.,vollständig überarbeitete Auflage)

Striebel, H. (2014): Operative Intensivmedizin: Sicherheit in der klinischen Praxis. Stuttgart: Schattauer Verlag GmbH (2.Auflage)

Westhoff, S. et al. (2015) Deutsche Gesellschaft für Pneumologie und Beatmungsmedizin (Hrsg.): S3-Leitlinie Nicht-invasive Beatmung als Therapie der akuten respiratorischen Insuffizienz , S. 29-34. In: Arbeitsgemeinschaft der Wissenschaftlichen Medizinischen Fachgesellschaften e.V.: https://www.awmf.org/uploads/tx_szleitlinien/020-004l_Nichtinvasive_Beatmung_ARI_2015-09.pdf [Abruf am 05.09.2018, 11:30]

5. Tabellen und Abbildungen

Tabelle 2 Oral Assessment Guide (Eilers 1988 übersetzt von Hehemann 1997 S.199-205)

Name:				
Datum:				
Stimme				
1 = normal				
2 = tiefer,rauh				
3 = schwierig, schmerzhaftes Sprechen				
Schlucken				
1 = normal				
2 = schmerzhaft				
3 = schlucken nicht möglich				
Lippen				
1 = glatt, rosa, feucht				
2. = trocken, brüchig				
3 = Ulzerationen, Blutungen				
Zunge				
1 = rosa, feucht, Papillen erkennbar				
2 = belegt, Papillen nicht erkennbar				
3 = Blasen, brüchig				
Speichelfluss				
1 = wässrig				
2 = eingedickt,zähflüssig				
3 = trocken				
Mundschleimhaut				
1 = rosa,feucht				
2 = gerötet, belegt				
3 = Ulzerationen, Blutungen				
Zahnfleisch				
1 = rosa, fest				
2 = ödematös, rot				
3 = spontane Blutungen				
Zähne				
1 = sauber, Zahnschmelz intakt				
2 = lokale Plaques, Zahnschmelz lokal beschädigt				
3 = generalisierte Plaques, Zahnschmelz beschädigt				
Pilzbefall				
0 = nein				
1 = ja				
Gesamtpunktzahl				
Bei Gesamtpunktzahl: Intervention				
8 Mundpflege Stufe 1 (s. Mundpflegestandard)				
8 – 10 Mundpflege Stufe 1 und individuelle Anwendung nach Standard				
über 10 Mundpflege Stufe 2 und individuelle Anwendungen nach Standard				

BEI GRIN MACHT SICH IHR WISSEN BEZAHLT

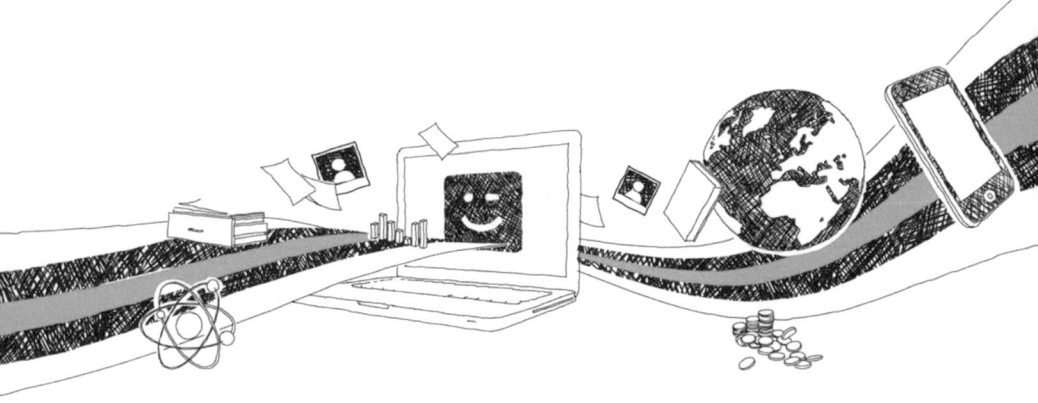

- Wir veröffentlichen Ihre Hausarbeit,
  Bachelor- und Masterarbeit

- Ihr eigenes eBook und Buch -
  weltweit in allen wichtigen Shops

- Verdienen Sie an jedem Verkauf

Jetzt bei www.GRIN.com hochladen
und kostenlos publizieren

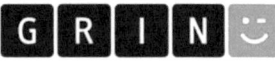